Ueber

die Darmsteine

des Menschen und der Thiere.

Von

Dr. *Michael Jäger*,
Professor der Chirurgie in Würzburg.

Berlin,
Verlag von Veit et Comp.

1834.

Ueber

die Darmsteine

des Menschen und der Thiere.

Darmsteine oder Enterolithen sind Concretionen, welche sich im Darmkanal des Menschen und vielen Quadrupeden, besonders der Pflanzenfresser, meistens um fremde in den Darmkanal gekommene Körper bilden.

I. Symptome. Die Zeichen der Darmsteine sind nach dem Sitze, der Gröfse und Anzahl derselben verschieden; in ersterer Beziehung müssen wir die Zeichen der im Magen und die der im Darmkanale vorkommenden Concretionen besonders anführen.

1) Symptome der Magensteine. Der Kranke hat beständig Druck und Beängstigung in der Magengegend, besonders aber bei und nach dem Essen einen lebhaften Schmerz (Herc. med. lib. III. c. 1. — *Bonet*) mit heftigen Magenkrämpfen (*Schultz* in Misc. N. C. Dec. I. Ann. 3), Sodbrennen, Aufstofsen einer höchst scharfen und selbst ätzenden Flüssigkeit (*Helm*), Widerwillen gegen Speisen, Erbrechen, das sich öfters, selbst täglich mehrmals wiederholt, Verstopfung, Abmagerung, Schlaflosigkeit, Kopfschmerz und überhaupt ähnliche Beschwerden, wie bei Scirrhus und Krebs des Magens. — Manchmal fühlt man eine harte Geschwulst in der Magengegend; selten werden Steine ausge-

brochen; *Lanzonus* (Misc. N. C. Dec. III. Ann. 2. obs. 30) sah bei einem 50jährigen Arthriticus viele weifse Steine erbrechen; und in einem von *Helm* beobachteten Falle erbrach ein 60jähriger Kranker, der die angegebenen Symptome gröfstentheils zeigte, einen 1 Drachme schweren Stein mit Erleichterung der Zufälle, und am andern Tag einen zweiten, $\frac{1}{2}$ Drachme schweren, und genafs bald. — Die Magensteine der Thiere verursachen ebenfalls krankhafte Frefslust, häufige Unverdaulichkeit und Abmagerung.

2) Symptome der Darmsteine. Ehe die Steine in den Mastdarm gelangen, verursachen sie beim Menschen folgende Erscheinungen, mit denen die bei Thieren, besonders bei den Pferden, gröfstentheils übereinkommen. Die Verdauung leidet, die Ernährung ist mangelhaft, das Aussehen blafs und der Kranke hat bald Verstopfung, bald Abweichen, häufig Ekel, Erbrechen und Kolik; die Stuhlausleerung ist selten und dabei meist dünn, wenig und ohne ordentliche Faeces, mehr oder weniger mit Schmerzen verbunden, und manchmal ganz unterdrückt; nicht selten bemerkt man einen mehr oder weniger fixen Druck und Schmerz, und endlich eine umschriebene, harte, meist unbewegliche, manchmal bei der Veränderung der Lage sich ebenfalls bewegende Geschwulst in irgend einer Gegend des Unterleibes, am häufigsten an einer Stelle des Kolons, namentlich am Blinddarme, von wo aus die unregelmäfsigen Kolikanfälle und nicht selten alle Symptome der innern Einklemmung, als Erbrechen, hartnäckige Stuhlverstopfung, Völle und Aufgetriebenheit des Unterleibes etc. und endlich die der brandigen Unterleibsentzündung entstehen. Aufser den Kolikanfällen ist nicht der ganze Unterleib aufgetrieben; manchmal findet keine Verstopfung, sondern beständige Diarrhoe (*Amatus Lusitanus* Praxis med. admir. l. III. c. 133. *Fischer*. — *Andral*), nicht selten abwechselnd Verstopfung und flüssige, oft mit Blut und zähem Schleim vermischte Stühle, besonders bei Steinen des Kolons statt. Der Kranke stirbt dann unter den Symptomen der Phthisis intestinalis. Die genannten Erscheinungen treten meist periodisch auf, und werden durch saure und schwer zu verdauende Dinge vermehrt, durch offnen Leib oder Klystire

und Abführungen vermindert. ***Burleigh Smart*** beobachtete in einem Falle die heftigsten Erscheinungen des Trismus und Tetanus, die selbst mehrere Tage dauerten. Ein 22 Jahre altes Mädchen hatte seit 3 Jahren wegen Säure, krankhafter Gelüste und Unregelmäfsigkeit der Reinigung sehr viel Talk-, Kalk- und Thonerde genommen; seit einem Jahre stellten sich wehenartige Schmerzen in der Unterleibs- und Gebärmuttergegend, Anschwellung des Leibs, Urinverhaltung, Mundklemme und Starrkrampf ein, der 48 Stunden dauerte und der Blausäure wich; endlich ging eine Menge eiterartige Flüssigkeit durch den After und die Scheide und nach vielen reifsenden, stechenden Schmerzen ein eckiges hellfarbiges hartes und festes Stück erdiger Masse durch die Scheide ab. Ein Monat darauf kam der zweite tetanische Anfall, der 3 — 4 Tage dauerte und eine zweite Entleerung jener erdiger Masse zur Folge hatte. Nach 7 — 8 Monaten stellte sich der dritte Anfall ein, der mit freien Zwischenräumen abwechselnd ungefähr einen Monat währte. Opium und starke Venaesectionen bewirkten vorübergehenden Nachlafs des Trismus, und auf den Gebrauch von Calomel und Terpentinöl verschwanden der Tetanus und der Schmerz in der Gebärmuttergegend; es folgten zahlreiche Darmentleerungen und man entfernte erdige Massen aus der Scheide. Nach 10 Tagen zeigte sich in der rechten hypogastrischen Gegend eine harte umschriebene, sehr empfindliche unelastische Geschwulst, die sich bald tiefer senkte, heftig reifsende Schmerzen und das Gefühl verursachte, als ob ein grofser Körper durch eine enge Oeffnung sich einen Weg bahnen wollte; gleichzeitig erschien wieder Mundklemme, wogegen Blutentziehungen, Calomel und Stuhlzäpfchen von Herb. Nicotianae (gr. XX.) und Opium angewendet wurden, und worauf unter Ueblichkeit und Erbrechen die schon zwei Tage dauernde Mundklemme sich löste. Nach zweitägiger Ruhe entstand eine neue wieder acht Tage und Nächte ununterbrochen andauernde Mundklemme mit tetanischen Zuckungen der Glieder, furchtbaren Unterleibsschmerzen und grofser Schwäche. Man injicirte daher stündlich Infus. Nicotianae in die Scheide und den Mastdarm; auf die dritte Injection wurde die Kranke bleich, der Puls klein und schwach, es entstand Zittern der Glieder, Angst, Beklemmung in der Herzgrube, Uebelkeit, allmählige Eröffnung des Mundes, heftiges Erbrechen, und häufige und starke Entleerungen erdiger Massen, worauf die Kranke allmählich genas und die Fistel in der Scheide heilte. Die durch die Scheide entleerte Masse betrug im Ganzen ohngefähr zwei Quart. — Bei den Thieren besonders beim Rinde und dem Schafe beobachtet man selten auffallende Symptome. Während der Kolik von Darmsteinen wälzt sich das Pferd nie so stark wie bei andern Koliken, es legt sich vielmehr und bleibt ruhig. Der Tod erfolgt meist durch Verstopfung. Beim Rinde und Schafe findet letztere selten statt.

Im Mastdarm angelangt verursachen die Darmsteine ein unbequemes Gewicht, das Gefühl eines Pfropfes, das beständige Anstrengungen zum Austreiben veranlafst; es treten nicht selten Harn- oder Hämorrhoidalbeschwerden, wehenartige Schmerzen und Entzündungen des Mastdarms ein, der Stuhl ist hartnäckig verstopft, Abführungsmittel haben gewöhnlich wenig Erfolg, und die Application von Klystiren ist erschwert oder unmöglich.

Der Verlauf der Krankheit ist gewöhnlich sehr langsam, und beträgt oft 2 — 10 Jahre. Die Ausgänge sind:

1) vollkommene Genesung,

a) durch Erbrechen von Steinen; die älteren Beobachtungen von ausgebrochenen Steinen erzählt *Schurig* (Litholog. p. 150), aufserdem sahen diesen Ausgang *Lanzonus* (Misc. N. C. Dec. I. Ann. 2. Obs. 181), *Zodiacus* med. Gall. (Ann. I. Obs. 3), *Helm* und von den Neuern *Ch. White* (21 Steine).

b) Durch den Abgang beim Stuhlgange oder durch Ausziehen aus dem Mastdarme. *Marcellus Donatus* (de med. hist. mir. lib. IV. c. 30) und *H. Cappivaccius* (Pract. med. lib. III. c. 13) sahen hühnereigrofse, *A. Benivennius* (de abdit. morb. causis. cap. 19) und *Wier* (Ob. lib. IV. c. 16) taubeneigrofse, *Schröck* (Misc. N. C. Dec. I. Ann. 9 et 10) einen 10 Drachmen schweren, *Beckers* (Misc. N. C. Dec. I. Ann. 8. Obs. 20) 14 haselnufsgrofse, *Am. Lusitanus* einen nagelgrofsen und *Horst* (Op.

T. II. Lib. IV. Obs. 47) 230 abgehen. *Bilger* (*Horst* a. a. O.) zog bei einem 40jährigen Manne einen apfelgrofsen Stein aus dem Mastdarm; ähnliche Fälle wurden in neuern Zeiten von *Helm*, *Alex. Monro*, *Ch. White* (14), *Gooch Mareschall*, *Moreau*, *Simson*, *Heuermann*, *Fischer* in Kiel, *Schwind* (*Schmucker's* chir. Schr. Bd. II.), *Burleigh Smart* und *Goodsir* beobachtet; die Kranke des Letztern hatte mehrere Jahre heftige Schmerzen in der Magengegend und setzte endlich 9 Steine durch den Stuhlgang ab. Im Wiener anat. pathol. Cabinette befindet sich ein fast hühnereigrofser Darmstein, der durch den Mastdarm ausgeleert wurde (Med. Jahrb. des österr. Staates. Bd. II. St. 1. S. 11).

c) Durch Eiterung der Geschwulst; der Eiter entleert sich meist in den Darm, selten nach vorausgegangener Verwachsung des Darmes mit dem Bauchfelle, nach aufsen (die Fälle von *Copeland*, *Marcet* und *Penada*); die von *Burleigh Smart* beobachtete Entleerung der Steine durch die Scheide habe ich schon oben angeführt.

2) Ausgang in den Tod; er erfolgt

a) durch brandige Entzündung der Därme und des Bauchfells;

b) durch Zerreifsung des Darmes; diefs findet bei Menschen seltener, häufiger bei Pferden statt (*Succow*, *Schwab* u. A.). *Graham* beobachtete die Eröffnung des Abscesses in den Unterleib. Ein 21 Jahre alter Mensch hatte von Jugend auf bisweilen ziehende Schmerzen im Leibe mit polterndem Geräusche und Verstopfung, die endlich so stark wurden, dafs er nicht mehr arbeiten konnte. Sie gingen von einer Geschwulst der rechten Leistengegend aus, die hühnereigrofs, hart, umschrieben und empfindlich war, endlich gröfser wurde und in der Tiefe fluctuirte. Der Leib war verstopft, aber nicht aufgetrieben; der Schmerz verschwand plötzlich und es stellte sich eine eiterartige blutige und stinkende Diarrhoe ein, wodurch sich der Kranke erleichtert fühlte und die Geschwulst einfiel, aber hart blieb. Nach 14 Tagen vergröfserte sie sich wieder und schmerzte mehr, es entstanden Zehrfieber und colliquative Zufälle, besonders Diarrhoe. Plötzlich fühlte der Kranke einen Drang zum Stuhlgang, wobei es ihm war, als wenn der

Darm vorschiefsen, und der Leib platzen wollte; es traten heftige Schmerzen, Spannung und Empfindlickeit des Unterleibes und der Tod ein.

c) Durch Phthisis intestinalis (*W. Hey's* Fall).

II. Anatomische Charaktere des Darmkanals.

Wir betrachten hier folgende Momente:

1) die Stelle des Vorkommens der Darmsteine.

a) Am seltensten fand man die Darmsteine im Dünndarme; *Andral* fand im Zwölffingerdarm ein hartes Concrement (einen incrustirten Pflaumenkern) von der Gröfse eines kleinen Eies.

b) Im Magen; *Lieutaud* fand im Magen eines 50jährigen Arthriticus eine grofse Zahl weifser mit Schleim überzogener Steine, wovon einer fünf Loth wog. *Garnerius* (bei *Lieutaud*) traf daselbst einen eirunden, aschgrauen, harten und 8 Loth schweren Stein an; *Bonet* fand bei einer Frau einen hühnereigrofsen; bei einem Soldaten einen vier Unzen schweren rauhen und aschgrauen, und bei einem andern Individuum neun in dicken Schleim eingehüllte drei Unzen und 3 Drachmen wiegende Steine, und *Lanzoni* (Act. Acad. N. C. I. p. 117) bei einer Frau 10 Magensteine, wovon der gröfste eine Unze wog. Dafs *Helm* u. A. Magensteine durch Erbrechen ausleeren sahen, ist schon oben angeführt worden. — Häufiger als beim Menschen kommen die Magensteine bei den Thieren vor, z. B. beim Ochsen, der Kuh, dem Kalbe, dem Pferde (im Ganzen selten bei Einhufern) dem Affen, dem Krokodil, dem Elephanten, dem Löwen, dem Stachelschweine, dem Hunde, dem isländischen Widder, dem Schaaf, dem Hirsch, dem Reh, der Ziege, der Gemse (Capra rupicapra), besonders aber im vierten Magen der indischen Gazelle (Antilope cervicapra) und der Peruanischen Ziege. Letztere Concretionen heifsen wahre oder orientalische Bezoar-Steine, die bei andern Thieren, besonders der Gemse und Ziege gefundenen occidentalische Bezoare, oder Gemsenkugeln, und Haarballen (Aegagropili), wenn sie gröfstentheils aus Haaren mit oder ohne äufsere Erdkruste bestehen und leicht sind. Die Haarballen der Wiederkäuer findet man nach *Hurtrel d'Arboxal* meistens im vierten oder Labmagen;

Schwab läugnet diese; nur einmal fand er einen Haarballen in dem Magen eines säugenden Kalbes. Selbst in dem einiger Käfer, namentlich in dem des Ditiscus marginatus hat man Concretionen gefunden (*Otto*).

c) Im Kolon, besonders im Blinddarme kommen die Steine am häufigsten vor, und erreichen daselbst den gröfsten Umfang; an die von *Zacutus Lusitanus*, *Alex. Monro*, *Graham*, *Torbett* und *Schoenlein* beobachteten Fälle schliessen sich folgende an: Dr. *Preu* sen. in Nürnberg fand im Jahre 1799 in dem Grimmdarme eines plötzlich auf dem Marsche verstorbenen Soldaten 18 incrustirte Pflaumenkerne, von der Gröfse eines Taubeneies, und *Otto* (Verzeichnifs d. anat. Präparate in Breslau. 1827) ein kalkigtes Concrement im Blinddarm eines an Darmentzündung verstorbenen Mannes. — Die Darmsteine der Pferde sind weifs im Kolon. Die Ambra ist eine thierische Concretion aus dem Blinddarme des Physeter macrocephalus oder Cachelots (einer Wallfischart), der dann stets kränklich und abgemagert ist. Die Haarballen des Pferdes kommen nur im Dickdarme vor. — Die beim Affen und Stachelschwein im Darmkanale gefundenen Concretionen scheinen meist Gallensteine zu sein.

d) Im Wurmfortsatze sind die Darmsteine im Ganzen selten. *Soemmerring* (bei *Baillie*) sah den Wurmfortsatz eines Kindes von einer erdigen Masse ausgedehnt, die 2 wahre Steinchen ausmachte. *Melier* fand dreimal nach vorausgegangenen Symptomen der acuten, in Brand übergehenden Entzündung des Wurmfortsatzes (mit Erbrechen und den Zeichen innerer Einklemmung) verhärtete Kothmassen und einmal ein ovales unregelmäfsiges, $\frac{1}{2}$ Zoll grofses Concrement in demselben. Ich fand bei einer alten Frau, die öfters Druck und Kolikzufälle in der rechten Leistengegend gehabt hatte, ein Concrement von der Gröfse einer kleinen Bohne. Ebenso *Wegeler* und Dr. *Waltl* in München (11). Auch im Wiener anatomischen Kabinette sind zwei Steinchen aus dem Blinddarme. Häufiger sind weiche wachsartige Concremente, die *Wickham* und ich beobachteten, und die ich für verhärteten Schleim des Anhanges halte.

2) Verbindung der Concretionen mit dem Darme: Die Darmsteine liegen beinahe immer frei im Darmkanal; in sehr seltenen Fällen sind sie angewachsen; so fand *Zacutus Lusitanus* (Praxis admir. T. III. c. 29) einen grofsen Stein an der innern Fläche des Grimmdarms angewachsen, und *Horst* (Op. T. II. Obs. 47) führt einen Fall an, wo eigrofse Darmsteine mit dem Kolon verwachsen waren; in einem zu Edinburgh sich befindenden Präparate sind mehrere Concretionen mit den Wänden des Darmes zusammenhängend (*Monro*). Höchst selten sind die Incrustationen der Darmschleimhaut (*Fourcroy*) und wahrscheinlich gichtische Absonderungsproducte.

3) Zustand des Darms. Der den Stein enthaltende Darm ist selten mit den Bauchdecken verwachsen; die Stelle, wo sich die Concretion befindet, wird durch dieselbe allmählich erweitert, entzündet und verdickt. Im Museum zu Edinburgh befinden sich zwei Präparate solcher Art; an dem einen hat die Schleimhaut des erweiterten Ileums ihr filöses Aussehen verloren und ist mit den Concretionen zusammenhängend; in dem andern haben sich die Wände fest um die Concretionen zusammengezogen. Manchmal liegen sie in beutelförmigen Ausdehnungen; so fand *Chomel* die Häute des Zwölffingerdams in ein Säckchen ausgedehnt, worinnen Steine enthalten waren. — Geschwüre scheinen sehr selten vorzukommen; *Schoenlein* fand bei einem an diagnosticirter Enterophthisis verstorbenen 30 Jahre alten Menschen platte Steinchen in den Geschwüren des Coecums liegen, die aber offenbar in demselben sich erst gebildet hatten. Die Perforation des Darmes erfolgt wohl selten durch Ulceration, sondern durch Abscesse oder Schwinden und einfache Zerreifsung; so beobachtete *Schwab* einen Rifs im Kolon eines Pferdes, durch den der Stein in die Unterleibshöhle fiel, und ein andermal einen Rifs des Mastdarms.

III. Physische Charaktere der Concretionen.

1) Zahl. In den meisten bisher beobachteten Fällen war die Zahl mehrfach, vorzüglich im Magen, wo *Luzoni* 10, *Bilger* 30, *Barbette* (Anat. pract. c. II. p. 123) über 200, und *Lemaitre* (Journ. de Méd. T. XVIII) unzählbare fand. *Reubold* sah bei einem Müllerpferde 10 faustgrofse

und 150 kleine im Grimmdarme, und *Schwab* ebendaselbst zehn 2 Gran bis 1 Pfund schwere, und *Gurlt* 1000 bläuliche Kieselsteinen ähnliche.

2) Gröfse und Schwere, Die Gröfse und Schwere der Darmsteine variirt bei Menschen und Thieren von dem Durchmesser einiger Linien bis zu dem mehrerer Zolle, und von dem Gewichte eines Granes bis zu dem mehrerer Pfunde. In Beziehung auf menschliche Darmsteine sind vorzüglich folgende Fälle merkwürdig. *M. Aur. Severinus* (de abscess. c. 28) fand im Kolon einen gänseeigrofsen. *Dolaeus* (Encycl. med. lib. III c. 13) sah einen zwei Unzen schweren abgehen; *White* entfernte einen faustgrofsen aus dem Mastdarme, und *Mareschall* einen acht Zoll im Umfang messenden und zwei Unzen zwei und eine halbe Drachme wiegenden. *Monro* der Grofsvater beschreibt welche von fünf bis acht Zoll Umfang; *Renton* fand im Kolon einen von vier Pfunden, und *Torbet* bei einem eilfjährigen Knaben (der lange an Abweichen und Schmerzen im Unterleibe, Völle und Aufgetriebenheit des rechten Hypochondriums und an Erbrechen gelitten hatte) im Kolon ascendens et transversum drei Steine; der gröfste war $3\frac{6}{8}$ Zoll lang, $7\frac{5}{8}$ Zoll im Umfang, und nahm das ganze Kolon adscendens ein; in sein vorderes ausgehöhltes Ende pafste der zweite, der $7\frac{1}{2}$ Zoll im Umfange hatte, und in dessen vorderes ausgehöhltes Ende wieder der dritte Stein von $2\frac{1}{2}$ Zoll Länge und $5\frac{7}{8}$ Zoll Umfang. Sie wogen zusammen $12\frac{1}{2}$ Unzen. — Die, in dem von *Burleigh Swart* beobachteten und schon angeführten Falle, durch die Scheide abgegangene Masse betrug ungefähr zwei Quart. — In dem von *Graham* bekannt gemachten Falle waren im Kolon vier Steine, die frisch $5\frac{1}{2}$ Unzen, später drei Unzen wogen; der gröfste mafs an jeder Seite $2\frac{1}{2}$ Zoll und hatte $8\frac{1}{2}$ Zoll im Umfange; ein anderer war viereckig, $1\frac{1}{2}$ Zoll lang und $\frac{1}{2}$ dick. — *Andral* führt einen ähnlichen Fall von vier Steinen im linken Theil des Kolon transversum aus dem Arch. de Méd. T. II. an. — Die Darmsteine der Thiere erlangen oft eine erstaunliche Gröfse, besonders die der Pferde, die von 1 — 5 Pfund sind nicht selten (z. B. in den zootomischen Kabinetten in Würzburg, München u. a.); die von *Reubold* beobachteten 160

Darmsteine eines Pferdes wogen 10 Pfund, in dem Gentelmans Mag. Vol. 60. ist einer von 7 Pfund 14 Unzen, und im 6ten Bande einer von 19 Pfund und 25 — 28 Zoll im Umfange (*Monro*), und in dem 48sten Band der Philosophical Transactions ein anderer von 15 Pfund beschrieben. *Daubenton* fand im Magen eines Elephanten einen 8 Pfund schweren, und im Magen eines Rhinozeros einen 1pfündigen, und *Seba* beim Nilpferde 4 — 5 Pfund wiegende. Die Haarballen sind sehr leicht, ½ bis 10 bis 12 Loth; die der Schafe, die sehr häufig sind, erreichen nur die Gröfse einer Erbse bis zu der einer Haselnufs.

3) Aeufsere Gestalt. Die Darmsteine sind im Allgemeinen rundlich, oval oder sphärisch, besonders die kleinen und die im Magen sich befindenden, manchmal aber auch länglich, cylindrisch, halbconvex oder flach. Da wo mehrere zugleich vorhanden sind, sind sie stellenweise abgeschliffen und dreieckig, besonders die Pferdesteine; manchmal haben sie die Gestalt des Kolons; so befindet sich im Kieler anatomischen Kabinet (*Fischer* et *Seidel* Index Mus. anat. Kiliens. Kil. 1818. N. 117.) ein 5 Zoll langer Darmstein vom Umfange und der Gestalt des Kolons, der von einer Frau abging. Ich besitze einen 10 Unzen schweren beinahe viereckigen, an seinen Ecken abgerundeten und von den Ligamentis coli kreuzweis eingeschnürten Pferdestein. *Ballonius* (Consult. med. T. III. N. 21.) fand einen Darmstein durchbohrt (wahrscheinlich ringförmig), so dafs die flüssige Materie einen Durchgang behalten hatte. Die gröfsten Darmsteine haben die unregelmäfsigste Form und sind nicht selten aus mehreren nebeneinander liegenden zusammengesetzt, z. B. in dem Falle von *Torbet*. Am seltensten ist die platte Form; die von *Schönlein* gefundenen sind etwa 1½ Linien dick und gleichen den Kürbiskernen. — Die äufsere Fläche ist meist glatt und polirt (besonders die der inkrustirten Haarballen und die kleinen Magensteine), manchmal rauh, gefurcht (*Schwab*), unregelmäfsig, ähnlich den Maulbeersteinen der Harnblase (*Monro*, *Robiquet*), oder mit erhabenen Windungen (vom zelligen Bau des Pansen); andere haben krystallinische Erhöhungen, z. B. die gelbbraunen und bräunlichen Darmsteine der Pferde

und der von mir im Wurmfortsatze gefundene; manche sind korallenartig durchbohrt, mit zähem Schleim bedeckt und gefüllt.

4) Farbe. Die Magensteine sind meist gelblichweifs, grau oder mattweifs, perlenmutterähnlich, z. B. die der Kühe und Hunde (*Gurlt*. Der Verf.). Die Haarballen der Ochsen sind aus braunen Haaren zusammengesetzt, die des Kalbes und der Phoca pusilla aus gelben. Der Ueberzug der Haarballen ist meist dunkel, oft pechschwarz; bei denen der Schaafe lohfarben. Die occidentalischen Bezoare sind braun und gelblichgrau; die orientalischen sind äufserlich braun, sehr glänzend und glatt und innerlich Pistaceengrün. Die Farbe der Darmsteine ist meist braun und die verschiedenen Schichten unterscheiden sich blofs durch die Helle oder Dunkelheit eben dieser Farbe von einander; doch kommen auch gelbbraune, röthliche, blaugraue, oder bläuliche und selbst weifse, blafs aschfarbige, ähnlich den Blasensteinen vor, wo die ganze Masse die letztgenannte Farbe hat; meist ist die äufsere Schicht der bräunlichen Steine der Pferde aschfarbig oder bläulich. Die Concretionen von Elephanten oder Rhinoceros sind grün, grau oder blau.

5) Geruch und Geschmack. Die Haarballen haben einen etwas aromatischen Geruch und Geschmack und bringen auf der Zunge einen leicht adstringirenden Eindruck hervor.

6) Consistenz und Gewebe. Die Haarballen, besonders die der Schaafe, fühlen sich hart an, lassen sich aber wie Leder schneiden. Die Consistenz der Darmsteine wird meist als geringe angegeben; allein letztere ist im Gegentheil weniger häufig, sondern meist ist das Gewebe fest. Die festen Steine sind meist röthlichgrau oder gelbbraun, besonders die der Pferde, und bestehen aus übereinander liegenden, $\frac{1}{2}$ bis 2 Linien dicken, verschieden gefärbten, meist sehr glatten und von unzähligen sehr dicht zusammenhängenden Nadeln gebildeten Schichten, ohne vegetabilische Faser, die bald fest, bald wenig zusammenhängen und bisweilen Kothmasse zwischen sich haben (*Robiquet*). Manchmal laufen zwischen den Schichten auch Radien, so dafs

sie viel Aehnliches mit Nufsbaumholz haben; manchmal sind sie gleichmäfsig gemischt; die bläulichen Darmsteine der Pferde haben einen muscheligen Bruch und manchmal ist das Gewebe deutlich krystallinisch (*Berzelius*). Bei den weichen Steinen ist das Gewebe locker, porös und bröcklig; sie bestehen aus feinen, filzartig verwebten vegetabilischen Fasern, die ein weiches sammtartiges schwammiges, dem Korke oder Prefsschwamm ähnliches Netzwerk bilden, dessen Zwischenräume mit einer harten, bröckligen, erdigen Masse angefüllt und vermischt ist. Der Durchschnitt zeigt selten ein einförmiges Gewebe, sondern meist deutlich übereinander liegende, abwechselnd helle und dunkelbraune oder aschfabige Schichten, die nicht selten von Strahlen, die vom Centrum nach der Peripherie laufen, durchkreuzt werden (*Gaitskell*. D. Verf.). Diese Strahlen werden von den vegetabilischen Fasern gebildet, zwischen denen die erdigen Bestandtheile abgelagert sind; daher beobachtet man in diesen Steinen, wenn sie zerschlagen aufbewahrt werden, Schaben in den von diesen gebildeten Löchern. Die lehmfarbigen Steine sind meist gleichmäfsig porös. Manchmal haben die Darmsteine wie die Blasensteine in ihrer Mitte einen zweiten Darmstein (*Wurzer*, d. Verf.). — Die Gemsenkugeln und Haarballen bestehen im Innern beinahe blofs aus Haaren oder Pflanzenfasern, oder aus beiden, und haben blofs eine erdige glatte Rinde; doch fehlt auch diese nicht selten. Die Verfilzung der Haare ist innig, die Lage derselben manchmal blofs kreuzweis, manchmal aber auch strangartig, als ob eine spiral- oder wurmförmige Bewegung auf sie eingewirkt hätte. Die äufsere Schicht ist sehr glatt und glänzend, doch bei kleinen etwas runzlich, sie hängt fest mit dem Haarball zusammen und ist ½ — 1 Linie dick und selbst bei den gröfsten Steinen selten dicker als 2 bis 3 Linien; ja manchmal bedeckt sie nicht einmal die ganze Oberfläche. — Alle Darmsteine der Menschen wie der Thiere haben einen gewöhnlich von aufsen in den Körper gekommenen Kern. Dieser ist entweder in der Mitte und deutlich wahrzunehmen, oder er ist verbreitet und mit der erdigen Masse innig vermischt, und auf diese Art weniger deutlich, so dafs er ganz zu fehlen scheint, und fälschlich von Mehrern (*Robiquet, Wurzer*) geläugnet wird. Nur die Concretionen, die ganz aus Magnesia bestehen, haben keinen Kern; hieher scheint der Fall von *Burleigh Smart* zu gehören.

Der eigentliche Kern wird beim Menschen am häufigsten durch einen Kirsch- oder Zwetschgenkern (*Coe, Preu, Stevensson, Simson*) gebildet; doch hat man auch Speichelsteine (*Portal* Anat. méd. T. V. p. 239), Gallensteine (Arch. gén. de Méd. T. II. p. 432), Haare (Encycl. meth. II.), kleine Knochen (Edinb. Essays and obs. phys. T. II. *A. Monro, Laugier*), Nadeln (*Omgand*, in den Philos. Transact.; *Croket*, in The North Americ. med. Journ. 1827), Eierschalen (*Jacquinette*), Kakaobohnen, Sandkörner oder Kieselsteine (*Stevensson*), Holz (*Al. Monro*), eine kreideähnliche Substanz (*Monro, Andral*), den Kern bilden sehen. Manchmal liegt derselbe in einer kleinen Höhle, besonders der Sand. — Bei Thieren findet man als Kern meist ein Gersten- oder Haferkorn, Strohhälmchen (*Laugier, Lassaigne*), Holzspäne, Blei, Nägel, schuppige Kieselsteinchen, besonders bei Pferden (*Giobert*), Fruchtkerne (bei den occidentalischen Bezoaren), Moos, Wurzeln, Rinden, Feuerschwamm (*Fourcroy* und *John*, bei Pferdesteinen), daher schwammige Bezoare nach *Fourcroy*. *Rudolphi* sah in Alfort die Darmconcretionen eines Rindes aus Lehm bestehen, in welchem Sand, Steinchen und Muscheln — Patellen und Cardien — sichtbar waren. — Die Ambra ist mit den Schnäbeln und Spitzen des Kuttelfisches (*Sepia octopodia*), der dem Physeter macrocephalus zur Nahrung dient, vermischt. — Die Haarballen bestehen im Allgemeinen aus den eigenen Haaren des Thieres, aus braunen beim Ochsen, aus gelben beim Kalbe u. s. w., doch auch aus denjenigen anderer Thiere; so z. B. die der Kirgisischen und Kalmukkischen Schafe bald aus der eigenen Wolle, bald aus der zarten Wolle der Kameele, die von den Schafen sehr gern beleckt werden; auch enthalten sie nicht immer Haare, sondern auch vegetabilische Fasern. Endlich müssen auch die Incrustationen der in den Darmkanal der Thiere gelangten gröſsern Gegenstände erwähnt werden, die vorzüglich beim Pferde und Rinde vorkommen; man hat Abspüllumpen zusammengerollt und incrustirt, so wie Salamander in dem Magen der Kühe (*Schwab, Suceow*), ein Stück Teppich im Ochsenmagen (Mannheimer Kabinet), ein grofses Stück Flor im Magen eines Pferdes (Alforter Schule) inkrustirt gefunden.

Am häufigsten bilden beim Menschen und bei Thieren Pflanzenfasern, z. B. geschrotener Hafer, Kleie, Hülsenfrüchte, manchmal auch kleine, kurze Haare den gleichmäfsig verbreiteten Kern, eine gleichförmige faserige sammetartige bräunliche Substanz, die schichtweis von einer weifsen erdigen Kruste umgeben wird, welche auch die äufsere Schale bildet. Beim Schafe und der Ziege kommen sie im ersten und zweiten Magen vor, und haben eine Kruste, daher sie den Gemsenkugeln am vollkommensten gleichen; beim Pferde findet man sie in den dicken Gedärmen und zwar immer ohne Kruste (*Schwab*).

7) Specifisches Gewicht. Dasselbe variirt bei den meisten Darmsteinen von 1.376 zu 1.540 im Durchschnitt wie 1400 : 1000, bei jenen der Pferde wie 86 : 72.

IV. Chemische Charaktere.

I. Bestandtheile der menschlichen Darmconcretionen.

Man hat bis jetzt folgende Hauptbestandtheile gefunden:

A) Mit vorwaltender unorganischer Verbindung.

a) Phosphorsauren Kalk. Er ist der häufigste Bestandtheil. *Thomson* (*Monro* morbid anat. of the human gullet etc. pag. 44) fand:

Phosphorsauren Kalk	45,34
Phosphorsaures Magnesia-Ammoniak	5,16
Thierischen Stoff	25,20
Pflanzenfaser	20,30
Harz	3,90
	99,90.

Children fand in den Schichten, welche Zwetschgenkerne im Kolon gaben:

Phosphorsauren Kalk	45,34
Phosphorsaures Magnesia-Ammoniak	5,16
Kalk (kohlensauren?)	25,20

Schwe-

Schwefel- und Salzsäure.................Spuren
Harz.. 3,90
Holzfaser....................................20,30
Thierische Materie.

Diese Analyse scheint die schon von *Thomson* angeführte zu sein.

Apotheker *Kinast* fand in dem von *Preu* sen. beobachteten incrustirten Zwetschenkerne, den ich besitze, phosphorsauren Kalk, thierischen Faserstoff, Fett und eine Spur von Schwefel, dessen Gegenwart interessant ist, und sich sogleich beim Uebergiefsen der gepülverten Concretion mit verdünnter Schwefelsäure durch Entwicklung von Hydrothionsäure zu erkennen gab. — Die platten Concretionen, welche *Schönlein* in den Darmgeschwüren eines an gichtischer Enterophthisis fand, bestehen aus phosphorsaurem Kalk, Blasensteinsäure und thierischer Substanz: Herr Hofrath *Kastner*, dem ich einen mir zugekommenen, nur wenige Gran wiegenden kleinen Rest dieser Concretionen zur qualitativen Prüfung übergab, fand aufser den schon erwähnten Bestandtheilen auch etwas Ammoniak und Spuren von Talkerde, und es ist ihm sehr wahrscheinlich, dafs blasensteinsaures Ammoniak und phosphorsaure Ammoniak-Talkerde in ihm enthalten sind.

b) Magnesia. Jene Concretionen, welche weder einen Kern noch das filzartige Gewebe haben, bestehen ganz aus Magnesia, die der Kranke andauernd früher innerlich genommen hatte.

c) Salzige Stoffe. *Davy* fand in einem Darmsteine:

Salzige Stoffe (Phosphorsaures Magnesia-Ammoniak, phosphorsauren Kalk, einige Spuren von Kieselerde, von kohlensaurem und schwefelsaurem Kalk und von Eisen)................ 56,0
Klebrige schmelzbare Materie..................... 2,5
Faserstoff..41,5.

Laugier fand in einem Mastdarmsteine Spuren von salzsaurem Kalk und Salmiak.

d) Harnsaures Ammoniak. *Brugnatelli* (Giorn. T. XII. p. 164) fand in den bei einer Frau in grofser

Menge abgegangenen Steinen dasselbe mit wenig phosphorsaurem Kalk und thierischer Materie.

B) Mit vorwaltenden organischen Verbindungen.

a) Fettige Stoffe. In sehr seltenen Fällen kommt phosphorsaurer Kalk mit dem bei der Diarrhoea adiposa (von der *Jacobson* in Koppenhagen einen interessanten Fall bei einem 80jährigen Manne beobachtete) von der Darmschleimhaut abgesonderten Fette vereinigt vor: hieher gehören die harten, von einem phthisischen Mädchen in grofser Anzahl mit dem Stuhlgange entleerten Fettsteine (von der Gröfse einer Erbse bis zu der einer Flintenkugel, etwas platt gedrückt und glatt, aufsen wachsgelb, innen weifs und körnig, leicht zerreiblich), in denen *Lassaigne* (Chim. méd. T. I. p. 119. *L. Gmelin*, *Andral*) folgende Bestandtheile fand:

74	Th.	sauren fettigen Stoff, aus vorwaltender Stearine, Elaine und einer eigenthümlichen Säure bestehend,
21	»	eines der Fibrine analogen Stoffes,
4	»	phosphorsauren Kalk,
1	»	salzsaures Natrum.

Robiquet fand in 100 Theilen:

6,0	fettige wallrathähnliche Masse,
3,0	phosphorsauren Kalk,
0,8	thierische Substanz,
0,2	Verlust.
10,0.	

Caventou hat fettige Darmconcremente untersucht, die mit häutigen Zellen umgeben waren. Ich besitze ein aus der Vagina abgegangenes Concrement (sogenannten Mutterstein), das nach der chemischen Untersuchung des Herrn Dr. *Martius* jun. aus Fett mit einigen Spuren von Salzen besteht. Nach *Monro* setzt sich manchmal fettige Lymphe um fremde Körper, z. B. Kirschkerne an. Diese Art soll oft eine bedeutende Gröfse erreichen.

b) Cholestearine. Manchmal gehen Steine durch Erbrechen oder den Stuhlgang ab, die fast ausschliefslich aus den in der Galle enthaltenen Stoffen, aus Gallensteinfett, gelbem Stoffe und Gallenharze bestehen. Dafs die meisten keine wahren Darm- sondern Gallensteine sind, wird mit Recht im Allgemeinen angenommen; hieher gehören die im

Arch. de méd. T. II. p. 432 und T. XII. 1826. und von *Bouis* (Chim. méd. T. V. p. 625. *Gmelin* a. a. O.) angeführten Fälle u. a. m. Doch scheinen wahre Darmsteine nicht so ganz selten Gallenfett enthalten zu können, dafs man bekanntlich auch in andern Producten krankhafter Absonderung, z. B. in der Flüssigkeit der freien und verschiedener eingesackter Wassersuchten (*Breschet*, *Henry*, *Wöhler*, *Stromeyer*, *Morin*, *Barruel*, *Gurgert*), in Abscessen (*Caventou*), in neuen Bildungen (*Breschet*, *Lassaigne*, *Gurgert*, *Gmelin*, *Morin*) findet. So hatten die von *Wegeler* im Blinddarm und Wurmfortsatze gefundenen Concretionen viele Aehnlichkeit mit den Gallen- und Harnsteinen; die von *Waltl* aus dem Wurmfortsatze erhaltenen setzten mit kochendem Schwefeläther behandelt beim Erkalten sehr zarte perlenmutterartig glänzende Plättchen ab, die sich wie Gallenfett verhielten; doch ist es möglich, dafs die genannten Concretionen kleine Gallensteine waren. Medicinalrath *Kuttlinger* in Erlangen sah einen 13 Drachmen schweren, 3 Zoll langen, 1 Zoll breiten walzenförmigen Gallenstein von einer 50jährigen Frau, welche kurze Zeit an periodischen Kolikschmerzen gelitten hatte, unter heftigen Drängen und mit einem knallenden, einem Pistolenschufs ähnlichen Geräusch abgehen, der aus

62,5 Zellwachs,
7,0 thierischen Schleim,
26,2 thierischer Faser (die eingeäschert 11,5 kohlensauren Kalk lieferte),
3,3 Wasser,

bestanden, und den er für einen erst im Darmkanale gebildeten Gallenstein hält.

c) Vegetabilische Faser. *Berthollet* analysirte einen vom Persischen Schach an *Napoleon* geschenkten menschlichen Bezoarstein im Jahr 1808 und fand Holzfasern nebst einigen Salzen.

d) Zweifelhafte thierische Stoffe. *Laugier* untersuchte ein grofses, die ganze Afteröffnung verstopfendes und dem Hutfilze gleichendes Concrement: mit kochendem Wasser behandelt färbte es dasselbe, indem es darinnen $\frac{1}{7}$ seines Gewichts von einem thierischen Stoffe zurückliefs, dessen Geruch kothartig war; auch gab es etwas salzsaures Ammonium und Kalk ab; nach der Einäscherung blieb 00,8 des Gewichtes von einem aus phosphorsaurem Kalk, etwas Kieselerde und Eisenoxyd bestehenden Residuum.

α) Thierische Faser. *Davy* fand *α*) in einem:

Faserstoff	78,0
Färbende gelbliche Materie	5,0
Salzige Verbindungen	21,5.

β) Bei einem zweiten:

Faserstoff	74, 4
Harzstoff	17,12
Braune Faecalmaterie	1, 4
Salzige Verbindungen	7, 0.

Dublanc jun. (Chim. méd. T. I. p. 496) fand in Concretionen, die von einem Kinde bei Darmentzündung ausgeleert wurden, und unregelmäfsig geformt, glatt, gelb, durchscheinend hart, spröde, geruch- und geschmacklos waren, Faserstoff mit einer Spur von Fett und phosphorsaurem Kalk; hieher scheint auch ein weiches bohnengrofses cellulös-fettiges Gewebe zu gehören, welches ich von einem Knaben abgehen sah.

II. Bestandtheile der Darmsteine der Thiere.

Folgende vorherrschende Bestandtheile wurden bis jetzt ausgemittelt.

A) Mit vorwaltenden anorganischen Verbindungen.

a) Phosphorsaure Verbindungen. *Giobert, Bartholdi, Klaproth* und *John* fanden dergleichen in den Darmsteinen der Pferde, *Fourcroy* in einem orientalischen und *Proust* in einem amerikanischen Bezoar. Nach den Versuchen von *Gaitskell* mit Schwefel-, Salpeter- und Salzsäure verdünnter Essigsäure, Kohlensäure, Kali, Aetznatrum, Kalkwasser, kaltem und warmem Wasser scheinen die Darmsteine der Pferde aus einem trocknen (festen) thierischen Oele, thierischer gallertartiger Materie, Ammonium, Thonerde und Magnesia zu bestehen.

α) Phosphorsaurer Kalk. Die Krusten der Haarballen enthalten thierischen Schleim, phosphorsauren Kalk und etwas Eisen. — *Pearson* fand die Darmsteine eines

Hundes und Pferdes, und *Fourcroy* und *John* orientalische Bezoare aus phosphorsaurem Kalk bestehend. Darmsteine von Fleischfressern, die weifs, aus concentrischen leicht trennbaren Schichten zusammengesetzt und zerreiblich sind, das Lakmuspapier röthen, sollen sauren phosphorsauren Kalk enthalten, was jedoch nach *Berzelius* unwahrscheinlich ist. Apotheker *Kinast* fand *a*) in einem porösen Darmsteine eines Pferdes sauren phosphorsauren Kalk, wenig Gallerte, eine kleine Menge salzsaures Natrum und thierischen Faserstoff; *b*) in einem festen, graulichen, mit kurzen Haaren vermischten: sauren phosphorsauren Kalk, phosphorsaure Talkerde, grünen harzartigen Stoff (in seinem chemischen Verhalten ganz dem Phytochlorainon [*Chlorophytt.*] ähnlich) und thierischen Schleim in geringer Menge.

β) Phosphorsaures Magnesia-Ammoniak. Nach *Succow*, *L. Gmelin* und *Lassaigne* bestehen die meisten Intestinal-Concretionen der Hausthiere, besonders der Pferde und der Elephanten und Rhinoceren aus demselben; zuweilen mit phosphorsaurem Kalk und mit einer gröfsern oder geringern Menge von animalischen und vegetabilischen Stoffen verbunden. *Wurzer* hat drei interessante hieher gehörige Analysen bekannt gemacht.

1) Concretion aus dem Blinddarm eines Müllerpferdes: in 100 Theilen waren:

79,01	Phosphorsaures Talkammoniak,
1,51	Benzoesaures Kali,
1,01	Phosphorsaures Natrum,
0,79	Eisenoxyd,
0,02	Phosphorsaurer Kalk,
0,01	Manganoxyd,
0,08	Fettig-harzige Masse (welche sich in Weingeist auflöste),
0,10	Animalische Substanz (welche sich in Wasser auflöste),
1,59	Thierische Substanz (welche sich nicht in Wasser, wohl aber in verdünnten Säuren auflöste),
1,23	Braungefärbte thierische Substanz (welche in Wasser und Säuren unauflöslich war),
13,59	Wasser.
98,94	

2) Concretion aus dem Mastdarm eines an Kolik verstorbenen Pferdes:

28,572	P.C.	Phosphorsaures Talk-Ammoniak,
4,970	»	Phosphorsaurer Kalk,
0,801	»	Thonerde,
9,098	»	Kieselerde,
—	»	Extract in Alcohol auflöslich eine leise Spur,
2,301	»	Extract durch Wasser ausziehbar,
32,390	»	Vegetabilische Theile.

3) Concretion aus dem Wurmfortsatze eines Ochsen.

85,08	Phosphorsaures Talk-Ammoniak,
1,02	» Natrum,
1,01	» Kalk,
2,08	Benzoesaures Kali,
4,01	Verhärteter Mucus,
3,01	Sandkörner,
0,05	Eisenoxyd,
0,01	Mangan,
3,00	Wasser.
99,27	

Die Concretionen aus phosphorsaurem Magnesia-Ammoniak sind meist graulich (*Succow*) oder gelblich, oder braun und halb durchsichtig (*Fourcroy*) und divergiren strahlig; sie sind bisweilen mit schwefelsaurem Magnesia-Ammoniak überzogen (*John* . Die Incrustationen fremder Körper, besonders von Feuerschwamm, Kleidungsstücken u. s. w. bestehen daraus.

γ) Phosphorsaure Magnesia. Sie wurde von *Fourcroy* in einem orientalischen Bezoar, in dem Darmsteine eines Elephanten, Rhinoceros und eines Pferdes (auch von *John* und *Reubold*) gefunden. *Reubold* giebt folgende Analyse von den bläulichen Darmsteinen der Pferde:

46,2	Neutrale phosphorsaure Magnesia,
13,3	Ammoniak,
38,0	Wasser,
1,3	Sand,
1,2	Thierische Theile.
100,0	

Nach *L. Gmelin* kommt die phosphorsaure Magnesia

nur bei Carnivoren vor(?); nach **Berzelius** enthalten die Darmconcretionen der fleischfressenden Thiere phosphorsaure Talk- und Kalkerde und phosphorsaure Ammoniak-Talkerde, die der grasfressenden Thiere phosphorsaure Ammoniak-Talkerde; das erdige Salz ist in letzteren mit einem thierischen Stoffe verbunden oder gemengt, weshalb sie sich beim Glühen verkohlen.

Die aus phosphorsaurer Magnesia bestehenden Darmsteine sind nach *Succow* und *Gmelin* meist gelblich, fest, halbdurchsichtig und krystallinisch; *Reubold* fand sie auch in bläulichen Pferdesteinen.

δ) Phosphorsaures Ammoniak. *Pearson* fand es in Darmsteinen eines Hundes; *Fourcroy* in den eines Pferdes, Elephanten und Rhinoceros, und *Vauquelin* in einem orientalischen Bezoar.

b) Kohlensaure Verbindungen. Bis jetzt hat man nur kohlensauren Kalk nachgewiesen; und zwar im Magensteine eines Affen (*Pearson*) und einer Kuh (Apotheker *Kinast* in Erlangen mit einer geringen Menge phosphorsauren Kalk und kohlensaurer Talkerde verbunden) in dem Darmsteine eines Pferdes (*Pearson, John*), im orientalischen (*Vauquelin*) und im occidentalischen Bezoar (*Fourcroy*).

c) Blasensteinsäure. *Fourcroy* beobachtete sie im Darmsteine eines Pferdes, und *John* fand eine ähnliche Substanz in einem orientalischen Bezoar.

B) Organische Verbindungen.

a) Vegetabilische Verbindungen.

α) Harze. Sie kommen vorzüglich vorherrschend in den orientalischen Bezoaren vor (*Vauquelin*).

β) Bezoarstoff. Er ist ein Hauptbestandtheil der orientalischen Bezoare (*John, Gmelin*).

γ) Faser. Man trifft die vegetabilischen Substanzen vorzüglich in den Darmsteinen der Pferde, Schafe (*Pearson, Schwab*), der Ziegen (*Schwab*) und in den orientalischen Bezoaren (*Pearson, Berthollet*) an. Sie sind mit thierischem Schleim vermischt, der Spuren von schwefelsaurem Natrum, Kochsalz, Kalk und Kieselerde enthält. Sie sind aus feinen unverdaulichen Pflanzenfasern zusammengesetzt, und meist nicht ganz kugelförmig. Die der Schafe und Ziegen kommen im ersten und zweiten Magen vor, haben eine Kruste und gleichen am vollkommensten den Gemsenkuchen; die der Pferde werden in den dicken Gedärmen gefunden, und zwar bis jetzt ohne Kruste (*Schwab*).

Berthollet nennt diese Concretionen holzähnliche Bezoare; *Schwab* zweckmäfsiger vegetabilische Darmsteine oder Faserballen.

b) Animalische Verbindungen. Nach *Pearson* enthalten fast alle Darmsteine thierische Substanzen, besonders aber die Haarballen (*Schwab's* animalische Concretionen). Letztere bestehen aus zusammengefilzten Haaren und kommen bei Kühen in der Haube und im Wanst häufig vor. Sie sind meist von regelmäfsiger kugelförmiger Gestalt, und oft von einer glänzenden thierischen Materie inkrustirt.

Aus der Vergleichung der chemischen Analyse der menschlichen und thierischen Darmconcretionen geht folgendes Resultat hervor.

Während in den menschlichen Darmsteinen in der Regel der phosphorsaure Kalk der vorherrschende Bestandtheil ist, ist es bei denen der Thiere das phosphorsaure Magnesia-Ammoniak; in beiden geben vegetabilische oder thierische Substanzen am häufigsten den Kern ab, und thierischer Schleim ist stets das Bindungsmittel. Schlüfslich mufs noch bemerkt werden, dafs die Bestandtheile eines Steines nicht immer an allen Stellen gleich sind (*Wurzer*).

V. Eintheilung. Man kann die Darmsteine folgendermafsen eintheilen:

I. Nach ihrem Vorkommen beim Menschen und bei Thieren:

1) menschliche Darmsteine oder menschliche Bezoare;

2) thierische Darmsteine, Bezoare im Allgemeinen; diese zerfallen:

a) in orientalische Bezoare,

b) in occidentalische Bezoare (Gemsenkugeln),

c) *Hippolithi* (Pferdesteine),

d) *Bulithi* (Rindsteine).

II. Nach den Eingeweiden, in denen man sie findet:

1) Magensteine (*Gastrolithi*),

2) Darmsteine (*Enterolithi*).

III. Nach ihren vorherrschenden Bestandtheilen; (nach *Schwab's* Verzeichnifs der anatomisch-pathologischen Präparate der Central-Veterinärschule zu München. München 1831. p. 23.):

1) einfache:

a) animalische; sie bestehen aus zusammengesetzten Haaren, und heifsen daher Haarballen; (*Fourcroy*, *Vauquelin* und *John* betrachteten sie als die 7te Art der Bezoare und nannten sie daher haarige Bezoarsteine; *Girard* theilt sie in einfache, zusammengesetzte und steinartige; *Breschet* in einfache, inkrustirte und zusammengesetzte):

b) vegetabilische; (Faserballen nach *Schwab;* holzähnliche Bezoare nach *Berthollet;* faserige Bezoare.) Sie sind aus feinen unverdaulichen Pflanzenfasern zusammengesetzt:

c) mineralische; *α*) dichte; sie sind schwer, glatt oder rauh und bestehen aus concentrischen, im Bruche strahligen, fein- oder grobkörnigen Schichten; *β*) lockere oder poröse; sie haben viel Aehnlichkeit mit dem Kalksinter;

2) zusammengesetzte:

a) vegeto-animalische; sie bestehen aus Haaren und Pflanzenfasern:

b) vegeto-mineralische; sie bestehen aus Pflanzenfasern und erdigen Massen.

VI. Ursachen. Die specielle Prädisposition wird weder durch ein besonderes Alter, noch Geschlecht, sondern nur durch Anomalieen der Verdauung und krankhaft veränderten Schleim, in Folge der Krankheit der Schleimhaut und ihrer Drüsen (*Austin*) gegeben. Die allgemeine Anlage liegt in dem Bau des Magens vieler Thiere, besonders der Wiederkäuer, und des Kolons, besonders aber des Blinddarms bei Pferden und Menschen. — Die Gelegenheitsursachen sind vor allem fremde Körper, wohin sowohl beim Menschen als bei Thieren auch die Residuen der vegetabilischen Nahrung und bei ersterem der häufige Gebrauch der Magnesia gehören; daher kommen Darmsteine so häufig in armen Gegenden, z. B. in Schottland vor, wo man viel Hülsenfrüchte und Haferbrod geniefst; daher häufiger bei pflanzenfressenden Thieren als bei Fleischfressern, namentlich bei denen der heifsen Klimate, daher so häufig bei Pferden, die Kleien-Fütterung erhalten, namentlich bei Mühlrossen; die Kleie (Getreidehülse), das Kleienmehl, die Gerste und der Hafer enthalten phosphorsaure Magnesia, das Steinmehl scheint keinen Antheil zu haben, und nur manchmal mechanisch beigemischt zu werden, da die Darmsteine sehr wenig oder gar keine Kieselerde enthalten. Bei Schafen bilden die Hagebuttenschwämme (Auswüche der wilden Rosenbüsche) und die Samen und Samenfederchen der Distelgewächse den Kern. Die Haarbälle kommen vorzüglich in den Wiederkäuern vor, als in der Gemse, im Rind, Schaf, Büffel, bei der Antilope Saiga, beim Hirsch und Dammhirsch; man hat sie aber auch bei andern von Vegetabilien lebenden, obgleich nicht wiederkäuenden Thieren gefunden, z. B. beim Beutelthier, Stachelschwein, Biber, dem Pferde, Schweine dem Puter. — Die fremden Körper bilden die Basis, den Kern, um welche sich Krystalle aus den Darmflüssigkeiten niederschlagen; diese das Wesen der Krankheit ausmachende Präcipitation von Salzen aus den Darmsäften wird theils durch den Reiz, den die Masse selbst macht, theils durch Krankheiten des Unterleibs, besonders Hämorrhoidalkrankheit und Gicht verstärkt. Schon *Lieutaud* fand bei einem Arthriticus Magensteine; *Schönlein* beobachtete folgenden interessanten Fall, den er mir mitzutheilen die Güte hatte: Ein 30jähriger Mann bekam, nachdem er zwei Jahre lang einen starken Katarrh hatte, nach dessen plötzlicher Unterdrückung durch Zugluft Gelenkgicht und beständige Kolik, besonders bei der Stuhlentleerung, und endlich auch anhaltende Diarrhoe. Die Gicht verlor sich, Kolik und Abweichen hingegen blieben und führten Abmagerung herbei, der sich endlich wieder Husten und Auswurf zugesellten. Bei einer zufälligen Untersuchung seines Unterleibes bemerkte der Kranke eine Geschwulst in der rechten Lendengegend, weswegen er Hülfe im Juliusspitale zu Würzburg suchte. Nebst den Zeichen der Phthisis pulmonalis fand man den Unterleib aufgetrieben, und besonders nach der Mahlzeit hart und gespannt, und in der Gegend der Valvula coli eine beträchtliche Härte, die sich über das Coecum ausbreitete und manchmal schmerzhaft anzufühlen war. Die Geschwulst verlor sich etwas durch Abweichen oder Aufstofsen von Blähungen. Aufserdem entstanden kolikartige Schmerzen in derselben. Die von *Schönlein* diagnosticirten Darmgeschwüre zeigten bei der Leichenöffnung in ihrem Grunde eine Menge platter Incrustationen von vegetabilischen Fasern. Ohne Zweifel waren hier die Geschwüre primär, und die gichtischen Incrustationen secundär. — Auch von zu langem Gebrauche der Magnesia und der Kalk- und Thonerde gegen Säure können sich Concretionen bilden, indem sich die Magnesia mit dem Darm- und Magenschleim verbindet (Fall von *Burleigh Smart*). — Nach *Vauquelin's* Theorie erzeugen sich die thierischen Darmsteine aus den Nahrungsmitteln dadurch, dafs die in den ersten Wegen durch eine Art von Gährung sich bildende Säure die erdigen oder salzigen Theile des Futters auflöset, die in den zweiten Wegen durch das sich dort bildende Alkali gefällt werden. Aus den Eingeweiden der grasfressenden Thiere geht nur eine sehr kleine Menge phosphorsauren Kalks und Talks in das Circulationssystem über; beim Menschen und bei den Fleischfressern hingegen eine grofse Menge dieser phosphorsauren Verbindungen, daher ihre Nieren viel phosphorsaure Verbindungen abscheiden und Blasensteine bilden, während in den Nieren der grasfressenden Thiere nur Steine aus phosphorsaurem Kalk gefunden werden. In den Eingeweiden der Grasfresser findet man phosphorsaure Verbindungen, nicht aber in denen der Menschen.

VII. Diagnose. Die Diagnose ist bei Thieren und Menschen schwer, da die Symptome der Magen- und Darmsteine auch andern Krankheiten eigen sind. Die Zufälle während des Lebens können beim Menschen verwechselt werden:

1) mit Stenosis pylori et recti scirrhosa und mit Ulcus carcinomatosum coeci, weil bei beiden Krankheiten fixer Schmerz, Geschwulst, Erbrechen, Verstopfung u. s. w. ebenfalls vorhanden sind; das Alter giebt einigen Aufschlufs, indem die genannten Uebel selten vor dem Eintritte der In-

volutionsperiode vorkommen, während die Darmsteine häufiger in der Evolutionsperiode zu sein scheinen; endlich mufs man die Ursachen berücksichtigen. Sicherheit erlangt man nur durch den Abgang von Steinen, wo dann auch die Natur derselben entschieden werden kann, da die Gallensteine dieselben Symptome verursachen als die Darmsteine; selbst der Schmerz im rechten Hypochondrium entscheidet nicht für Gallensteine, weil die Darmsteine häufig im aufsteigenden Kolon sitzen, und bei Steinen der Gallenblase nicht immer Lebersymptome vorhanden sind.

2) Mit inneren Einklemmungen und Einschiebungen der Eingeweide; der Verlauf dieser Uebel ist schneller als der der Darmsteine.

Bei den Steinen im Mastdarm kann die Untersuchung mit der Sonde und den Fingern Aufschlufs geben.

Die Darmsteine selbst können verwechselt werden:

1) mit Gallensteinen; bekanntlich haben viele Aerzte die Darmconcretionen geläugnet und sie für Gallensteine erklärt; selbst *John* glaubt, dafs man keine Fälle von Darmsteinen bei Menschen mit Gewifsheit kenne; allein die aufgezählten Beobachtungen lassen keine Zweifel obwalten. Die Gallensteine sind leichter, weicher, seifenartig glänzend, mit einem strahlenartigen glänzenden Bruche, haben keinen Kern und bestehen aus Cholestearine, während die Darmsteine ganz andere Bestandtheile und meist einen deutlichen Kern haben.

2) Mit verhärtetem Kothe (Kothsteinen, oder Kothverhärtung) *Callisen*, *Lassus*, *Dieffenbach;* der Kothstein läfst sich wie Letten mehr oder weniger zerdrücken, und kann wohl Haare und andere fremde Körper enthalten, man entdeckt aber keine erdigen Bestandtheile, die zur Bildung des Darmsteins wesentlich sind.

3) Mit Fett- und Lymphconcretionen; sie scheinen den Uebergang zu den Darmsteinen zu bilden, indem sie nicht selten erdige Salze enthalten.

4) Mit Knochenconcretionen des Magens und Darmkanals; sie liegen zwischen den Häuten und sind mehr oder wenig eckig und ungleich, und enthalten die Bestandtheile der Knohenconcretionen überhaupt.

5) Mit Kieselsteinen; sie sind härter und schwerer.

VIII. Behandlung. Wir haben folgende Indicationen:

1) die Darmsteine durch dynamische oder akiurgische Mittel zu entfernen;

2) die durch sie erregten Zufälle zu bekämpfen; und

3) ihre Wiedererzeugung zn verhüten.

I. Indication. Die Entfernung der Darmsteine geschieht nach ihrem verschiedenen Sitz auf folgende Weise:

1) durch dynamische Mittel, als:

a) Brechmittel, wenn die Symptome auf den Sitz der Darmsteine im Magen deuten, und durch freiwilliges Erbrechen schon welche ausgeleert worden sind.

b) Abführungsmittel; sie sind angezeigt, wenn die Darmsteine im Dünn- oder Dickdarme sitzen. Man gebe abwechselnd Salze und Drastica, als Natrum sulphuricum, Sapo medicatus et jalapinus, Extr. Rhei comp., — Colocynthidis, Gummi Gutti, Oleum Ricini et Crotonis u. s. w.; nach *Monro* erleichtert der häufige Genufs von vielem warmen Wasser den Abgang sehr. — Die Abführungsmittel helfen aber nur bei mäfsig grofsen Steinen, aufserdem vermehren sie die Zufälle, wo man sich dann blofs auf warmes Wasser beschränken mufs. Gegen die Magensteine der Thiere zeigen sich die Abführungen auch nur im Anfange hülfreich.

c) Auflösende Mittel; sie verdienen bei kleinen Steinen abwechselnd mit den Abführungen in Gebrauch gezogen zu werden, vorzüglich möchte das Kali causticum, das Kalkwasser, die Seife, die Salpetersäure (*Gaitskell*), die Mineralquellen von Carlsbad, Töplitz, Ems, Fachingen u. s. w. zu empfehlen sein. — Gegen die Haarballen sind sie nutzlos.

2) Akiurgische Mittel.

a) Extraction durch den Mastdarm; ist der Stein im Mastdarm, so ziehe man ihn, nachdem der Kranke den Urin gelassen hat und Oel in den Mastdarm injicirt worden ist, mittelst der hakenförmig gekrümmten und geölten Finger-, oder einer erwärmten und beölten Charpie- oder Polypen- oder Steinzange (*Mareschall*, *Moreau*, *Hey*) oder mittelst eines Steinlöffels aus. Wenn der Schliefsmuskel des Afters sich mit einer solchen Kraft zusammenschliefst, dafs die Operation mühsam, und schwer oder gar nicht ausführbar wird, so stehe man von gewaltsamen Versuchen ab, indem man Gefahr läuft, den Mastdarm zu zerreifsen, was *Heuermann* (chir. Operat. Th. I.) begegnete, vielmehr suche man den Stein zu zerbrechen oder erweitere den After durch mehrere Einschnitte an den Seiten (*Mareschall*), oder besser an seinem hintern Winkel (*Richerand*); weniger zweckmäfsig an seinem vordern. Der Schliefsmuskel wird dadurch nicht geschwächt und es erfolgt nie Lähmung desselben (*Mareschall*). Afterspiegel sind zur Erweiterung zu verwerfen. *Welsch* (Ephem. Acad. N. C. Cent. IX et X. Observ. 21.) liefs bei einer Frau den Finger einer Hebamme in die Scheide bringen, um das Zurücktreten des Steines zu verhüten. Nach der Ausziehung applicire man kalte Injectionen und Fomentationen.

b) Magen- und Darmschnitt. *Monro* der Grofsvater schlug diese Operation zur Extraction der Magen- und Darmsteine vor, und liefs sie an einem 38jährigen Menschen, der seit 20 Monaten an den Zufällen der Darmsteine litt, verrichten; 24 Stunden nach der Ausziehung des Steines wurde der Kranke von heftigem Leibweh und Erbrechen befallen und erlag dem Extravasat des Speisebreies in die Unterleibshöhle. Der Operateur hatte die Ueberzeugung, dafs der Fall glücklichen Ausgang genommen haben würde, wenn er sich statt des Messers des Kali caustici bedient hätte, was ich jedoch bezweifle. — Die nicht selten beobachteten Heilungen bedeutender Magen- und Darmwunden, und die wegen fremder Körper von *Daniel Beckher* (Hist. Beschreib. des Preufsischen Messerschluckers. Königsberg 1643. — Ephem. N. C. Dec. II. Ann. 5 et 8.), *Hübner* (Eph. N. C. Cent. IX. Ann. 1720.), *Mathis* (Eph. N. C. Dec. II. Ann. 10. Observ. 1.), von einem Unbekannten (Edinb. philos. Journ. Jan. 1827.), *Cayroche* (Notice des travaux de la soc. roy. de Méd. de Bordeaux. 1828.), *Schwabe* u. And. mit Erfolg unternommenen Magen- und Darmschnitte müssen zu letzteren Operationen einladen, wenn die Steine sehr gefahrdrohende Symptome machen, besonders gänzliche Verstopfung verursachen, und der frühere

Abgang von Steinen durch Erbrechen oder den Stuhlgang, sowie eine deutliche Geschwulst, ziemliche Sicherheit in der Diagnose gewähren. Der Ergiefsung des Darminhalts in den Unterleib kann man durch eine zweckmäfsige Darmnaht, z. B. die nach *Lambert*, oder dadurch, dafs man den eingeschnittenen Darm in der Nähe der äufsern Wunde hält, vorbeugen, (vergl. die Art. über Sutura, Laparoenterotomie Magenschnitt, und fremde Körper im Magen und Darmkanal).

II. Indication. Bekämpfung der durch die Anwesenheit der Steine erregten Zufälle.

Die Zufälle bestehen bekanntlich in mehr oder weniger hervorstechender Entzündung der Därme, in mangelhafter Verdauung und Ernährung und in örtlichen Schmerzen und allgemeinen Krämpfen. Gegen die entzündlichen und krampfhaften Schmerzen und tetanischen Erscheinungen gebe man innerlich Oelmixturen und ölige Abführungen, besonders Oleum Ricini, oder Oleum Crotonis, in Verbindung mit nicht stopfenden Narcoticis, z. B. Extr. Hyoscyami, — Cicutae, — Lactucae sativae, Aqua laurocerasi, Acidum Cyanicum, Calomel, besonders aber Terpentinöl (nach den glücklichen Erfahrungen von *Beckers* und *Burleigh Smart*), indem dadurch zugleich die Contraction des Darmkanals vermehrt und die Ausscheidung befördert wird. Bei heftigen Schmerzen und Erbrechen von nicht entzündlicher Natur hilft auch schwarzer starker Kaffee. Aeufserlich dienen Kataplasmen, warme Bäder, Einreibungen von Oleum hyoscyami und Unguent. mercuriale, öftere Applicationen von Blutegeln, und selbst starke Aderlässe, ölige und schmerzstillende Klystire mit Oleum Hyoscyami, Aqua Laurocerasi, oder Infusum Nicotianae, Stuhlzäpfchen mit Herba Nicotiana und Opium, und endlich bei brandigem Meteorismus kalte Umschläge.

III. Indication. Verhütung der Wiedererzeugung der Darmsteine.

Man sorge durch Vermeidung der vegetabilischen und fetten Nahrungsmittel, besonders der Hülsenfrüchte und durch eine zweckmäfsige, leicht verdauliche Fleischnahrung, und eröffnende Mittel für regelmäfsigen Stuhlgang, und stärke die Schleimhaut des Darmkanals durch leichten Rhein- Mosel- oder Frankenwein, leicht reizende Arzneien, z. B. Semen Phellandrii aquat., Senega, Valeriana, Calamus aromat., Tinct. Martis salita, eisenhaltige Säuerlinge und alkalische Mineralwässer, besonders Marienbad.

Zur Verhütung der Magen- und Darmconcretionen der Hausthiere dienen zweckmäfsige Fütterung und Reinlichkeit.

Synon. Darm- oder Intestinalconcretion, Magen- oder Eingeweidestein, fälschlich Kothverhärtung oder Kothstein (*Boyer*), menschlicher oder thierischer Bezoarstein; *concretio s. infarctus intestinalis s. abdominalis s. alvina, enterolithus;* Franz. *Calcul intestinal, concrétion intestinale,* Engl. *calculs s. tophaceous concretions.* Die Haarballen, *Aegagropilae,* die Bulithi und Hippolithi sind Darmconcretionen der Thiere.

Litteratur.

1) Abhandlungen über Darmsteine:

G. H. Welschii, Tract. de Aegagropilis. Helmst. 1660.

Schurigii, Lithologia. Dresd. et Lips. 1744. 4. p. 150—161, 242—249, 428—462.

W. Gaitskell, über die Steine des thierischen Körpers, besonders die Darmsteine — in Med. Facts and observ. T. IV. p. 31. — *Richter's* chir. Bibl. Bd. XIV. S. 306. — Samml. auserlesener Abhandl. für prakt. Aerzte. Bd. XVI. S. 135.

Al. Monro, sämmtliche Werke. A. d. Engl. Leipz. 1782. S. 391. — The morbid Anatomy of the human gullet, stomach and intestines. Edinb. 1811. 2te Ed. 1830. (Das Kapitel über Darmsteine ist im Auszuge enthalten in Arch. gén. de Méd. T. XXVI. 1831. p. 231).

J. Fr. Meckel, über die Concretionen im menschlichen Darmkanal, in dessen Archiv für Phys. Bd. I. S. 454; und Handb. der patholog. Anatomie. Bd. II. Abth. 2. S. 464.

Rudolphi, Uebersicht der bisher bei den Wirbelthieren gefundenen Steine — in den Abhandlungen der Berliner Academie. Berlin 1816. S. 171.

Suckow, über die steinartigen Concremente der Wirbelthiere, in den Badischen Annalen für die gesammte Heilkunde. Bd. I. Hft. 2. S. 7.

Sam. Cooper, Handb. der Chirurgie. A. d. Engl. von *Froriep.* Weimar 1819. Bd. I. S. 10.

Richerand, Grundrifs der neuern Wundarzneikunst. Aus d. Franz. Leipzig 1822. Th. IV.

Boyer, Abhandlung über die chirurgischen Krankheiten. Aus d. Franz. von *Textor.* Bd. X. Würzb. 1826.

Andral, Grundr. der pathol. Anatomie. A. d. Fr. von *Fr. W. Becker.* Leipzig 1830. Bd. II. S. 108.

Dieffenbach, in *Rust's* Handb. der Chirurgie. Art. Alvinae concretiones. Bd I. Berol. 1830.

Gurlt, Lehrbuch der patholog. Anatomie der Haus-Säugethiere. Berlin 1831. Th. I. S. 32 — 40.

Hurthel d'Arboxal, Wörterbuch der Thierheilkunde. A. d. Fr. von *Renner*. Weimar 1831. Bd. II. Art. Haarball S. 240 — 251, und Steine S. 105 — 107.

2. Beobachtungen.

Die älteren Beobachtungen von menschlichen Darmsteinen sind von *Schurig* gesammelt, namentlich führt er p. 150 die Fälle von ausgebrochenen Concretionen und p. 152 Fälle von denen nach dem Tode im Magen gefundenen an; Fälle von letzteren sind auch von *Bonet* (Sepulchretum lib. III. p. 7.) und *Maro Donatus* (de med. hist. mirab. lib. IV. c. 30.) verzeichnet. — Fälle von abgegangenen Darmsteinen erzählen aufser *Schurig* noch folgende ältere Beobachter:

Zacutus Lusitanus, Praxis med. admirab. Lib III. obs. 133.

Clauder, in den Misc. N. C. Dec. II. An. 5. obs. 197.

Horst, Op. II. obs. 47.

Mercurialis, de excrem. Iib. II. c. 4.

Marc. Donatus, de med. hist. mirab. L. IV. c. 30.

Ruysch, Thes. anal. L. II.

Ant. Benivenius, de abdit. morbis causis cap. 19.

Th. Bartholini, Hist. anat Cent. III. IV. Hist. 73. et 11.

M. Aur. Severinus, de recond. abscefs. nat.

P. Barbette, Anat. prael. cap. II.

Schulz, in den Misc. N. C. Dec. I. Ann. 2. obs. 137 Ann. 4 et 5. obs. 125.

Joh. Dolaeus, in der Encycl. med. III. c. 13.

Wedel, Pathol. med. Sect. II. c. 4.

Fel. Plater, Praxis T. III. c. 18.

Ambr. Paré, Op. chir. Lib XXIV. c. 19.

Dethardıng, in den Misc. A. N. Cur. Dec. III. Ann. 7 et 8.

Blancard, Coll. med. phys. Cent. V. N. 40.

Von den neuern Beobachtungen sind folgende zu nennen:

Chomel, in Hist. de l'Acad. royal. des scienc. 1720. obs. 3.

Simson, in Edinb. med. Essays Bd. I. Art. 32. A. d. Engl. Altenburg 1740. S. 394.

Harmeus, in den Act. med. Suecic. T. I. Upsalae 1785, übersetzt von *Remer*. St. Gallen 1785. S. 95.

Vicq d'Azyr, obs. sur les concretions animales in Hist. de la Soc. roy. de Méd. 1779 — 1781.

Fothergill, in Med. obs. and Inquiries. Vol. IV. p. 123.
Ch. White, Cases of Surgery. 1770. p. 17.
de Lens, in Sedillot Rec. period. de la soc. de Méd. de Paris T. XLV.
Helm, in Bull. des scienc. méd. T. VIII.
Rubini, in Mem. della soc. Italiana. T. XIV. 1809.
Penada ibid. T. XVI.
Arch. gén. de Méd. T. II. p. 284.
Mélier, im Journ. gén. de Méd 1827. Sept. — Neue auserl. Abhandl. für prakt. Aerzte. Bd. XI. Hft. 1. — *Kleinert's* Repert. der Journ. Bd. II.
W. Hey, Chir. Beob. A. d. Engl. Weimar 1823. S. 372.
Torbet, in The Edinb. med. and Surg. Journ. T. XXIV. 1825. (auch in Monro's zweiter Ausgabe von The morbid Anat. of the human gullet etc.)
Burleigh Smart, in The American Journ. of the med. Scienc. 1830. August. p. 337. — Magaz. der ausländ. Lit. der ges. Heilk. 1831. Jan. Febr. S. 114.
Alex. Graham, in The Edinb. med. and Surg. Journ. 1830. Oct. — Med. chir. Ztg. 1831 Nr. 15. Beilage S. 264.
Denies, in Mém. sur trois genres diff. de cas rares etc. — *Froriep's* Notiz. Bd. XXII. Nro. 464. 1828.

3. Chemische Analyse.

Cadet, in Mem. de l'Acad. de Chir. à Paris. T. III.
Pearson, in Philos. Transact. 1797 et 1798. — (*Crell's* chem. Annal. 1798. St. VI.)
Proust, in Ann. de Chem. T. I.
Fourcroy und *Vauquelin,* in Encycl. meth. T. II. — Ann. de Chem. T. XVI. 1793. (*Crell's* chem. Ann. 1798). — *Fourcroy* Syst. der chem. Kenntn. Th. IV. — Ann. du Mus. d'hist. natur. T. I. 1802. (Neueste Entdeckungen franz. Gelehrter. 1803. St. 3.) T. II. T. IV. (N. allgem. Journ. der Chemie. Bd. III.) T. XVII.
Bartholdi, in Ann. de Chem. T. XXII et XXX. 1797.
Thenard, in Ann. de Chem. T. LXXXIII.
Journ. f. Chem. und Physik. Bd. IV.
Klaproth, in Mém. de l'Acad. de Berlin. 1802.
Robiquet, in *Corvisart* Journ. de Méd. T. XXVIII.
Marcet, in The Med. chir. Transact. London 1812. Vol. III. u. XIV.
John, Chem Tabellen des Thierreiches. Berlin 1814. S. 50. 98—102.
Children, in Philos. Transact. 1822. (*Schweiger's* Journ. Bd. 34. S. 261.
Thomson und *Davy,* in *Monro* morbid. Anat. of the human gullet etc.)
Laugier, in Mém. de l'Acad. roy. de Méd. T. I. — Bull. de scienc. 1825. p. 32.
Wurzer, in *Kastner's* Arch. f. d. gesammte Naturlehre. Bd. II. (1824) S. 53. — Bd. V. (1825) S. 450. — Bd. XVI. (1829) S. 475.

Reubold, in *Geiger*'s Magaz. f. Pharm. Bd. XXIII. S. 32.
Leop. Gmelin, Hdbch. d. theoret. Chemie Frankf. 1830. Bd. II. Abtheil. I. S. 1446—48.
Berzelius, Lehrb. der Chemie A. d. Schw. von *Wöhler*. Bd. IV Abtheil. I. Dresden 1831. S. 267 — 270.
Lassaigne, im Journ de Chimie med. Nro XI et XII 1831

Berlin, gedruckt bei A Petsch

FSC
www.fsc.org
MIX
Papier | Fördert gute Waldnutzung
FSC® C083411

Kolibri 360 GmbH
Ferdinand-Jühlke-Straße 7
99095 Erfurt, Deutschland
produktsicherheit@kolibri360.de